DU TRAITEMENT

DE LA

NÉVRALGIE SCIATIQUE

PAR LES EAUX ET BOUES MINÉRALES DE DAX

PAR

M. le Dr A. LARAUZA

MÉDECIN DES THERMES DE DAX

Membre correspondant de la Société d'Hydrologie médicale de Paris.
et de la Société de Médecine et de chirurgie de Bordeaux.

PARIS

IMPRIMERIE F. LEVÉ

17, RUE CASSETTE, 17

1889

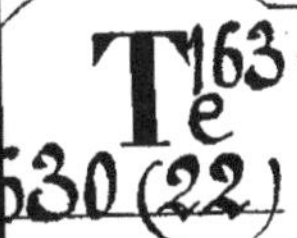

AVANT-PROPOS

Au mois d'avril dernier nous avons présenté à la Société d'hydrologie médicale de Paris un mémoire ayant pour titre : *Du traitement de la névralgie sciatique par les Eaux et Boues de Dax.* Des circonssances indépendantes de notre volonté nous ayant empêché de soumettre plus tôt ce modeste travail à la bienveillante appréciation de nos confrères, nous le faisons précéder aujourd'hui du rapport par trop flatteur dont il a été l'objet au sein de la Société d'hydrologie.

Nous nous permettons en même temps d'attirer l'attention de nos confrères sur notre station et en particulier sur ses « Grands Thermes » qui viennent d'obtenir à l'Exposition universelle une des plus hautes récompenses décernées à la section des Eaux minérales (médaille d'or).

Dr A. LARAUZA.

RAPPORT DU Dr LEUDET

SUR

LE MÉMOIRE DU Dr A. LARAUZA

AU NOM D'UNE COMMISSION COMPOSÉE DE MM. CAZAUX, LABAT, MALIBRAN, MERLE ET LEUDET, RAPPORTEUR.

Messieurs,

Le mémoire de M. le Dr Albert Larauza, dont je vous ai lu les parties principales dans la dernière séance, a pour titre : *Du traitement de la névralgie sciatique par les Eaux et Boues minérales de Dax.*

Je dois tout d'abord féliciter notre jeune confrère d'avoir choisi, pour le travail inaugural qu'il destinait à notre Société, un sujet d'étude nettement défini et parfaitement limité ; je le féliciterai aussi de ne pas s'être égaré dans les généralités, dans les théories, et de n'avoir eu en vue que le côté pratique de la question. Ce n'est pas une monographie de la névralgie sciatique que M. Larauza nous présente ; c'est une étude de thérapeutique pure et simple, ne visant qu'une forme déterminée de la maladie, la forme chronique et rhumatismale. M. Larauza sait que les sciatiques, de quelque nature qu'elles soient, sont efficacement combattues par les traitements les plus divers. Il n'ignore pas les succès de la révulsion ou de l'anesthésie locales, que celles-ci soient dues aux pulvérisations de chlorure de méthyle, aux vésicatoires, aux pointes de feu, aux injections narcotiques sous-cutanées *loco dolenti;* il proclame bien haut la toute-puissance de l'hydrothérapie dans une foule de cas où pour avoir raison de la douleur il ne suffit pas de révulser, de perturber, de calmer ou d'endormir, où il faut surtout remonter et tonifier l'organisme. Mais il sait aussi qu'il est des formes de la maladie, plus anciennes, plus tenaces, qui résistent à tous ces modes de traitement et qui réclament des moyens curatifs plus profonds et plus durables. Lorsque la névralgie sciatique a pris possession de l'économie, qu'elle est devenue constitutionnelle; lorsqu'elle mérite le nom de *goutte sciatique;* lorsqu'elle se manifeste par des altérations trophiques, par l'amaigrissement des membres inférieurs, par un trouble permanent de la nutrition des muscles, la thérapeutique du symptôme ne suffit plus ; nous devons remonter à la cause et faire de la thérapeutique étiologique. C'est alors que les Eaux minérales interviennent utilement, et se montrent les modificateurs incomparables de la dyscrasie primitive.

Les Eaux hyperthermales sulfatées calciques et les Boues végéto-minérales de Dax constituent-elles une médication appropriée à la constitution rhumatismale ou goutteuse ? Agissent-elles efficacement dans des formes déterminées du rhumatisme et de la goutte ? Poser la question, c'est y répondre. La tradition et l'observation moderne établissent le bien fondé des revendications de Dax pour le traitement d'un grand nombre d'affections articulaires, musculaires ou nerveuses, de nature arthritique, où l'élément *douleur* joue le rôle prépondérant. La névralgie sciatique est sans conteste une de ces affections, et elle relèvera d'autant mieux des moyens balnéo-thérapiques si variés de la célèbre station qu'elle se montrera chez des rhumatisants ou chez des goutteux. C'est ce que M. Larauza a bien vu, et ce qu'il a voulu préciser.

Je ne vous donnerai pas l'analyse de son travail; votre Commission vous en demande l'insertion dans les Annales. Qu'il me suffise de vous dire que ce travail, basé sur 15 observations, offre des caractères de sincérité et de modération qui le feront apprécier du lecteur impartial; qu'il n'est pas absolu dans ses conclusions, qu'il fait la part des indications et des contre-indications dans telle ou telle variété de la maladie, et qu'il pourra fournir d'excellents renseignements à tout médecin soucieux d'être guidé dans le choix si difficile du traitement hydrologique des névralgies.

En même temps que son étude manuscrite, M. Larauza nous adressait, à l'appui de sa candidature, deux mémoires imprimés, qui prouvent son érudition et son zèle scientifique : sa thèse de doctorat. *Application du serre-nœud de Maisonneuve à l'embryotomie*, et une brochure sur le *Traitement des maladies chroniques de l'organe utérin par les Eaux et Boues de Dax*. J'ajoute qu'en se présentant à nous, notre jeune confrère invoque un double patronage, celui des deux créateurs des Thermes de Dax, son regretté père qui fut notre actif Correspondant pendant de longues années, et le

Dr Delmas de Bordeaux, notre distingué collègue dont l'autorité fait loi en hydrothérapie.

Votre Commission a l'honneur de vous proposer d'inscrire M. Albert Larauza sur la liste des candidats au titre de membre *Correspondant national*, et d'insérer son travail dans les Annales de la Société.

Les conclusions du rapport sont mises aux voix et adoptées.

(Extrait des *Annales de la Société d'Hydrologie médicale* de Paris. Séance du 15 avril 1889.)

DU TRAITEMENT

DE LA NÉVRALGIE SCIATIQUE

PAR LES EAUX ET BOUES MINÉRALES DE DAX

Par M. A. LARAUZA

AVANT-PROPOS

Dans l'étude des affections nerveuses, les névralgies occupent un rang bien important par leur fréquence et leur ténacité. Qu'elles soient en effet sous la dépendance d'une diathèse, liées à un état constitutionnel ou bien symptomatiques d'une lésion organique, les névralgies sont trop souvent la torture habituelle de l'existence qu'elles transforment même parfois en un long et cruel supplice.

Aussi le traitement des névralgies en général a-t-il été l'objet de nombreuses études et de longues discussions dans lesquelles les moyens les plus divers ont été préconisés et critiqués tour à tour. Notre intention n'est pas de faire ici, nous ne dirons pas une étude, mais même une simple indication des alternatives variées de cette histoire longue et difficile.

Dans ce vaste cadre des névralgies, nous avons choisi comme sujet de ce modeste travail que nous avons l'honneur de soumettre à la Société d'Hydrologie, l'étude d'une seule de ces affections : *la névralgie sciatique chro-*

nique et *son traitement hydrologique*, en nous permettant d'attirer plus particulièrement l'attention de nos savants confrères sur les résultats obtenus par les *Eaux minérales* et les *Boues végéto-minérales de Dax*, qui, dans cette affection, jouissent depuis un temps immémorial d'une faveur justifiée par l'expérience.

De plus, introduite à Dax depuis quelques années, l'hydrothérapie nous a rendu parfois des services signalés soit comme médication spéciale, soit comme adjuvant du traitement thermo-minéral proprement dit. Aussi, pensons-nous faire œuvre éclectique de bon aloi en faisant ressortir d'une façon succincte la valeur de cette médication concurremment à celle des Eaux et Boues minérales.

Notre travail se divise en deux parties : Dans la première nous exposons les ressources et les formules balnéothérapiques employées, en distinguant avec soin les diverses formes et périodes de la maladie réclamant chacune de préférence telle ou telle formule, et nous terminons par un résumé statistique des observations cliniques qui servent de base à notre travail.

Dans la deuxième partie, nous avons classé dans un ordre méthodique les quinze observations choisies dans l'ensemble de notre clinique, et en constituant les types principaux.

Dans l'exposé de ces faits nous nous sommes particulièrement attaché à bien préciser les formules balnéaires qui nous ont le mieux réussi.

Première partie.

I

GÉNÉRALITÉS SUR L'EMPLOI DE L'HYDROTHÉRAPIE DANS LA NÉVRALGIE SCIATIQUE

De toutes les névralgies, une des plus fréquentes, des plus douloureuses, des plus rebelles est assurément la *névralgie sciatique* dont on connaît la tendance manifeste à passer à la chronicité. Cette affection a le plus souvent pour cause étiologique un refroidissement quelconque portant soit sur toute l'enveloppe cutanée, soit localement sur le point même où devait siéger la douleur. Mais en dehors de cette cause occasionnelle qui ne suffit pas toujours à la caractériser, la névralgie sciatique, comme d'ailleurs bon nombre de névralgies, est souvent liée à un état diathésique, l'état arthritique principalement.

La fréquence des névralgies de cet ordre ne saurait en effet être contestée, et Besnier et Guéneau de Mussy ont fait particulièrement ressortir les caractères de cette manifestation vraiment diathésique.

Il n'existe malheureusement pas de diagnostic différentiel bien établi entre ces deux formes de névralgies sciatiques : la *névralgie simple* (*a frigore*) et la *névralgie rhumatismale*. Aussi le praticien en est-il la plupart du temps réduit à des conjectures lorsqu'il veut préciser la nature de l'affection, et est-il souvent obligé de faire de nombreux essais pour arriver à découvrir la médication qui amènera la guérison ou du moins apportera quelque soulagement au malade.

Dans certains cas donnés, les pointes de feu, les vésicatoires, appliqués soit sur le trajet du nerf malade soit sur la région sacro-lombaire, les pulvérisations au chlorure de méthyle, les injections sous-cutanées de morphine, d'antipyrine ; les opiacés, les extraits des solanées vireuses, pour ne citer qu'un certain nombre de médications usuelles, produisent parfois d'excellents résultats.

Le plus souvent alors il s'agit de névralgies sciatiques à l'état aigu ou sub-aigu.

Mais ces médications rationnelles échouent aussi assez fréquemment. Et alors, après avoir soumis le malade à tous les modes de traitement qui peuvent être suivis à domicile, on se décide, comme dernière ressource, à l'envoyer dans un Établissement hydrothérapique. Cependant, c'est un fait reconnu aujourd'hui, un des meilleurs traitements que l'on puisse employer contre la névralgie sciatique, surtout la névralgie récente, celui dont les succès sont assurément le mieux démontrés est le traitement hydrothérapique.

Aussi on s'explique difficilement le silence de plusieurs auteurs sur la valeur de cette médication aujourd'hui incontestable. Les travaux de Fleury, son excellente Clinique sur ce point, et longtemps avant lui l'ouvrage classique et plein de faits probants de Rapou (1) (de Lyon) sur la *Méthode fumigatoire*, puis quelque vingt ans après, le traité de

---

(1) Rapou. *Traité de la Méthode fumigatoire*, t. II, p. 27. Paris, 1821.

Lambert (1) sur l'*Hygiène et la médecine des bains russes et orientaux*, dans lequel cet auteur étudia surtout les effets des bains Russes « lesquels, dit-il, « sont plus heureux que tous les antispasmodiques et « opiacés qu'on oppose d'ordinaire aux névralgies, « car ils réussissent presque constamment », pour ne mentionner que quelques noms, tous ces travaux, disons-nous, ont longtemps passé inaperçus.

Et au point de vue particulier qui nous occupe, ce n'est que dans l'année 1862 que fut présenté à la Société d'hydrologie de Paris le premier travail important sur ce sujet. Ce mémoire, dans lequel sont posées les principales règles du traitement de la névralgie sciatique, et qui a pour titre : *de l'hydrothérapie dans la névralgie sciatique* est dû à M. le Dr Delmas, de Bordeaux, bien connu par ses travaux sur l'Hydrologie.

L'auteur de cet important travail, loin de s'en tenir à la formule étroite de Fleury, qui prétendait guérir toutes les sciatiques avec l'emploi de la sudation à l'alcool sur le fauteuil, suivie de douche froide générale, a fait ressortir l'importance de l'emploi, dans les cas rebelles, de l'étuve avec frictions à la brosse, du bain de caisse térébenthiné suivi de douche, de la douche sulfureuse, et, dans certains cas donnés, l'utilité de la douche écossaise, de l'eau tiède, de l'eau chaude, du massage, de l'électricité, etc... Il a parfaitement établi qu'il ne fallait pas s'en tenir à une formule *exclusive*, et dans ses conclusions il insiste d'une façon toute spéciale sur ce point, en

---

(1) Lambert. *Hygiène et Médecine des bains russes et orientaux.* Paris, 1841, p. 212-214.

disant : « Pour obtenir des résultats nombreux on « devra donc avoir à sa disposition non seulement les « appareils hydrothérapiques proprement dits, mais « encore les bains d'étuves et de caisse, les douches « de vapeur, d'eau chaude et d'eaux minérales. »

Quelques années plus tard, en décembre 1869, M. le Dr Béni-Barde faisait à la Société d'hydrologie un rapport remarquable au sujet d'un travail présenté par M. le Dr Lagrelette, à l'appui de sa candidature au titre de membre titulaire, et ayant pour titre : *Note sur le traitement de la sciatique par l'hydrothérapie*.

Dans ce rapport, M. le Dr Béni-Barde, tout en préconisant plus particulièrement la douche écossaise, ne croit pas cependant que cette formule exclusive puisse suffire dans tous les cas donnés et dit qu'on peut encore employer avec succès contre la douleur « tantôt l'étuve sèche (quand il s'agit sur« tout de combattre une douleur suraiguë, en éle« vant la température de 40° à 50° C, à 60°,65°,70° C, « lorsqu'il faut combattre une douleur subaiguë, et « que le malade n'est pas trop excité) ; tantôt le « maillot, tantôt la vapeur, tantôt les applications « froides pures et simples, surtout lorsque la scia« tique dépend d'une anémie profonde ou d'un « épuisement nerveux considérable.

... « Mais ces divers moyens ne suffisent pas tou« jours lorsqu'ils sont employés isolément, ajoute« t-il. Il faut en effet recourir dans la même journée « à certaines applications hydrothérapiques pour « compléter la guérison ou empêcher toute rechute « C'est ainsi que contre la sciatique greffée sur un « état anémique ou sur état nerveux caractérisé par

« un épuisement de la force nerveuse, on se trou-
« vera bien de la combinaison d'un modificateur
« analgésique tel que la douche écossaise en pluie,
« en jet, en arrosoir.

« Contre la sciatique compliquée d'un état d'ex-
« citation de la force nerveuse, il faut joindre au
« moyen analgésique les procédés hydrothérapiques
« qui amènent une certaine sédation, comme le
« maillot, les immersions, certaines douches en
« nappe à percussion légère et à température mo-
« dérée.

« Contre la sciatique qui est entretenue et pro-
« duite par une diathèse, il importe de joindre à l'ac-
« tion du modificateur analgésique approprié les
« effets des procédés qui peuvent amener un change-
« ment favorable dans les conditions du sujet. Ce
« changement organique est le résultat d'un entraî-
« nement qu'il faut imposer au malade, et dans
« lequel l'eau froide joue incontestablement le prin-
« cipal rôle.

« Pour combattre l'anesthésie, l'atrophie ou la
« paralysie occasionnée par la sciatique, on peut re-
« courir à la douche alternative ou à la douche froide
« franchement excitante. »

Tels sont à grande ligne les divers modes d'application de l'hydrothérapie préconisés par MM. les Drs Béni-Barde et Lagrelette dans le traitement de la sciatique. Comme on le voit, tout en recommandant plus spécialement la douche écossaise, ces deux auteurs ont aussi recours, dans certains cas donnés, à d'autres agents modificateurs. C'est aussi notre manière de voir. Les formules exclusives ne sauraient en effet pas plus être admises en hydrothérapie qu'en thérapeutique ordinaire; car tel agent modificateur, qui produit d'excellents résultats dans certains cas de névralgie sciatique, échoue complètement dans d'autres. Aussi est-il nécessaire d'avoir à sa disposition une installation d'appareils aussi complète que possible pour ne pas être pris au dépourvu.

Mais malgré tout, il arrive parfois que dans certaines névralgies sciatiques chroniques et rebelles, celles spécialement qui sont entretenues ou produites par un état diathésique quelconque (l'état arthritique principalement) l'hydrothérapie simple, malgré ses moyens si puissants d'action, n'arrive pas toujours à produire des résultats sérieux ou ne les produit qu'à la suite d'un très long traitement.

Dans ces cas particuliers, les Eaux minérales sont nettement indiquées, et le traitement thermo-minéral proprement dit intervient efficacement en amenant souvent des guérisons inespérées, ou tout au moins de très fortes améliorations que les traitements antérieurs les plus rationnels avaient été impuissants à produire.

A ce point de vue, les eaux indéterminées à haute thermalité telles que : Néris, Luxeuil, Plombières, Aix (en Provence), Bains, Evaux, Chaudes-Aigues, ont particulièrement acquis une réputation justement méritée.

Dans les chapitres suivants, nous allons soumettre à l'appréciation de nos savants confrères, en donnant des faits cliniques à l'appui de nos assertions, les résultats obtenus dans la sciatique chronique par les Eaux minérales sulfatées calciques et les Boues végéto-minérales hyperthermales de notre remarquable station.

II

DES EAUX ET DES BOUES MINÉRALES DE DAX DANS LA NÉVRALGIE SCIATIQUE

A. *Historique sommaire.* — Au point de vue du traitement de la sciatique chronique, la station de Dax, jadis si renommée pendant la domination romaine dans les Gaules sous le nom d'*Aquæ Tarbellicæ*, occupe un rang des plus importants.

En effet, outre ses eaux minérales hyperthermales, sulfatées calciques, indéterminées ou inermes, suivant les classifications adoptées, Dax possède encore des Boues végéto-minérales qui en font une station unique en son genre.

C'est même plutôt à ses Boues qu'à ses Eaux minérales que notre station doit son antique renommée et ses succès dans les névralgies, surtout lorsque ces dernières sont de nature arthritique ou rhumatismale. D'après la Chronique de la Ville, au XVIe siècle, *on venait à Dax pour y prendre les Boues*, et en 1762, le Dr Castelbert écrivait : « La réputa-
« tion que Dax s'est acquise doit être attribuée aux
« miracles opérés par les Boues minérales, qu'on
« doit regarder comme une terre grasse, onctueuse,
« imprégnée des parties les plus balsamiques, les
« plus actives de l'Eau, qui les délaie et qui se con-
« centre dans les porosités de ces boues, qui sont
« souvent préférées aux eaux thermales dans les
« cas où il faut apaiser des douleurs aiguës, pério-

« diques, comme celles de la goutte et du rhuma-
« tisme. »

Durant des siècles, ces Eaux et ces Boues ont été utilisées empiriquement, de la façon la plus primitive, par les habitants de la Cité et des départements limitrophes. Ces derniers, pour la plupart nécessiteux, prenaient leurs bains dans divers trous, remplis de boues, qui se trouvaient sur la rive gauche de l'Adour, et dans lesquels viennent sourdre des sources thermales.

Et c'était jadis chose curieuse à voir, à certaines heures de la journée, ces réservoirs boueux, en plein air, notamment celui qui est connu sous le nom de *trou des pauvres* (aujourd'hui devenu la propriété des Thermes) garnis de baigneurs de tous sexes.

Bien que ces malheureux atteints de névralgies rhumatismales ou autres prissent les bains généraux ou locaux sans s'assujettir à la moindre des précautions, les résultats thérapeutiques qu'ils en obtenaient étaient le plus souvent satisfaisants, et si on les interrogeait sur le degré de confiance qui les poussait à se soumettre à leur influence, ils vous racontaient aussitôt toutes les cures à leur connaissance.

En 1859, Rotureau déplorait l'emploi restreint de ces belles ressources thermales, et exprimait le vœu qu'une entreprise intelligente fît de Dax une station thermale d'hiver ; « où les malades des pays
« septentrionaux souffrant d'affections qui redou-
« tent le froid et l'humidité ne manqueraient pas
« de se porter ». Et plus loin il ajoutait : « Je dois
« rappeler ici la douceur et l'égalité du climat de

« cette partie de la France qui conviennent tant au « traitement de la maladie rhumatismale. »

Ces idées d'avenir entrevu, d'améliorations signalées, vivement réclamées dès 1857 par M. Hector Serres, enfant de la ville de Dax, chimiste et naturaliste distingué, sont aujourd'hui réalisées ; et Dax possède depuis bien des années déjà de très beaux Établissements des mieux aménagés, et dont l'installation ne laisse rien à désirer au point de vue de l'utilisation de ses admirables ressources.

Les médecins de la station ont fait connaître dans divers travaux les résultats cliniques que donnent leurs applications. Et sans vouloir donner ici l'énumération de tous ces travaux, nous tenons cependant à signaler, en passant, les deux premiers mémoires qui ont fait scientifiquement ressortir la valeur médicale de nos Eaux et de nos Boues, parce qu'ils ont servi de base aux travaux publiés ultérieurement. Ces deux mémoires ayant pour titre : *Dax — ses eaux — ses boues. — Etude comparative sur les stations de boues minérales françaises et allemandes* furent présentés à la Société d'Hydrologie, le 8 avril 1872, par MM. les Drs P. Delmas et notre regretté père L. Larauza, fondateurs des Thermes. Le lecteur y trouvera tous les renseignements désirables que nous ne saurions donner ici, sans sortir du cadre que nous nous sommes tracé. Nous nous permettrons toutefois d'insister sur quelques points particulièrement intéressants concernant l'origine et le mode d'action de nos Boues.

B. *Origine et caractères.* — D'après leur agrégat

minéral, les Eaux de Dax appartiennent à la classe des *sulfatées mixtes;* par leur température (64° C au griffon) à la classe des *hyperthermales*. Le débit journalier des différentes sources de la station peut être évalué de 18 à 20 millions de litres environ. La Fontaine Chaude qui existe au centre de la ville donne à elle seule deux millions de litres en 24 heures. Les sources du Bastion et Sainte-Marguerite, utilisées par les Thermes, ont un débit journalier de cinq cent mille litres.

L'eau est claire, limpide, sans saveur ni odeur définies, onctueuse au toucher. Sa réaction est franchement alcaline. D'innombrables bulles de gaz viennent en bouillonnant se dégager à sa surface; elles sont presque entièrement composées d'azote (98 %), d'acide carbonique et d'oxygène.

Les sources donnent également naissance à des masses considérables de conferves remarquables par leur belle couleur et la rapidité avec laquelle elles se développent.

Les Boues végéto-minérales de notre station, dit M. Hector Serres, dans un travail présenté au Congrès Scientifique de Dax en 1882, sont formées en proportion variable par quatre éléments principaux :

1° Le limon déposé sur les griffons des sources par les débordements de l'Adour, que l'on peut considérer comme l'excipient des trois autres.

2° Le résultat de l'évaporation, consistant surtout en carbonates de soude et de magnésie et de sexquioxyde de fer ;

3° En un dépôt particulier analogue au précédent, provenant de l'action des *oscillaires* qui réduisent et précipitent à l'état de sous-carbonates les bi-carbonates terreux et de fer contenus dans l'eau thermale ;

4° De la substance même des corps organisés qui sous l'influence des rayons solaires y naissent, croissent et se développent avec une surprenante rapidité.

Entrant ensuite dans l'étude de ces organismes inférieurs, l'auteur dit avoir pu constater la présence non seulement de l'*Oscillaria Gratteloupii* (Bory) qui ne serait autre que l'*Oscillaria Calida*, g, (Petit), mais encore celle d'une autre oscillaire, environ d'un tiers plus petite, dont il ne donne pas le nom.

Les éléments fournis par ces oscillaires (matière organique, chaux, brome, iode, fer) entrent pour près d'un dixième du poids total dans l'analyse de ces boues. On comprend donc facilement le rôle considérable que ces organismes inférieurs doivent jouer dans la constitution de nos Boues.

Au Congrès international d'hydrologie et de climatologie de Biarritz, en 1886, M. Serres a de nouveau insisté sur le rôle prépondérant de ces oscillaires. Pour qu'elles se développent, dit-il dans son remarquable travail, il est de toute nécessité que le limon Adourien se dépose naturellement ou soit transporté d'abord sur des sources d'eau chaude, et que ces sources soient elles-mêmes exposées à l'action directe des rayons solaires. Plus cette végétation cryptogamique de conferves et algues sera abondante, et plus aussi, selon toute probabilité, l'action des Boues sera persistante, plus aussi elles seront riches en principes actifs.

Nous ne saurions trop insister à cet égard, ajoute-t-il ; car ces curieux organismes absorbent et concentrent en eux-mêmes des éléments dont on ne peut nier l'action, tels par exemqle, que l'*Iode* et le *Brome*. Ces conferves ont, en un mot, pour effet de donner pour ainsi dire la vie au limon purement minéral, et de le transformer peu à peu en une véritable tourbe vivante, onctueuse et noire, où les propriétés émollientes s'ajoutent aux propriétés minérales de l'eau elle-même.

Quoi qu'il en soit, une fois formées (ce qui demande plusieurs mois) les Boues de Dax constituent une espèce particulière qu'on ne retrouve nulle part ailleurs, si ce n'est à Préchacq, village distant de trois lieues de Dax, et situé comme cette ville dans la vallée de l'Adour.

Elles sont noires, gluantes et très onctueuses au toucher, tachant fortement le linge et même le corrodant. Exposées à l'air, elles prennent aussitôt une couleur grisâtre ; leur odeur (*sui generis*) rappelle de loin celle de l'acide sulfhydrique.

Peu conductibles, elles s'échauffent difficilement, mais elles se refroidissent aussi très lentement, à cause de leur grande capacité calorifique : de là l'urgence de réglementer scientifiquement l'utilisation de ce topique hyperthermal.

Aussi rompant avec l'empirisme insouciant des siècles passés, les fondateurs des Thermes imaginèrent-ils des piscines à boues, dont le chauffage par l'eau minérale à 60° C fût réglé de façon à mettre le patient à l'abri de tout danger. Ce qui n'avait été qu'un remède presque légendaire devint ainsi un agent thérapeutique maniable, indépendant de la brutalité des forces naturelles. Après avoir subi divers perfectionnements, ces piscines à boues sont actuellement disposées de la façon suivante :

Chaque piscine n'est autre chose qu'une vaste baignoire en ciment ayant une profondeur de 1 mètre à 1m40, sur des longueurs et des largeurs différentes pour répondre à la variété des tailles, et des lésions exigeant des dispositions particulières. Elle est entièrement entourée, sauf à sa surface, par un manchon en ciment exactement semblable, et parcouru nuit et jour par l'eau de la source du Bastion. Sa haute température (60°) réglée par des dispositions mécaniques permet d'avoir une gamme de bains de Boues montant de 38° à 45° C et au-dessus, si l'on jugeait opportun, dans de rares cas exceptionnels, de faire une révulsion plus énergique.

L'Eau minérale, après avoir successivement circulé sur les quatre parois latérales et la paroi inférieure de la piscine, vient sourdre à travers six ou sept orifices percés dans un double fond en bois supportant les boues, et après s'être répandue en nappe mince et isolante de l'air extérieur sur la surface de celle-ci, elle sort par un déversoir latéral. Le malade se trouve ainsi dans un bain à température décroissante de bas en haut, condition particulièrement favorable qui permet d'éviter tout phénomène congestif.

C. *De leur mode d'action.* — Les hypothèses les plus diverses ont été émises sur l'action thérapeutique de nos Eaux et de nos Boues. On a prétendu tour à tour qu'elles devaient leur efficacité à leur *ther-*

malité, au *cuivre* et au *fer* (Filhol), à *l'électricité*. On a considéré les Boues comme constituant un véritable coke végéto-minéral (Mora) offrant une réceptivité calorique analogue à celle du coke minéral, etc. Toutes ces hypothèses plus ou moins ingénieuses, plus ou moins originales, sont loin de satisfaire l'esprit d'une façon complète.

Quoique nos Eaux soient en effet peu minéralisées, nous ne saurions admettre, comme on a une trop grande tendance à le faire, que l'on puisse attribuer à leur *thermalité seule* les effets parfois surprenants obtenus par leur application dans la névralgie sciatique. Cette unique propriété nous paraît tout à fait insuffisante pour expliquer leur puissance thérapeutique. Car si l'élément *chaleur* jouait le rôle principal, essentiel, dans le mode d'action de nos Eaux nous nous demandons pourquoi l'on n'obtiendrait pas les mêmes résultats avec des eaux non minéralisées quelconques, élevées à de hautes températures. Et cependant on ne peut jamais amener avec ces dernières ce degré d'excitation des fonctions cutanées et cette tonicité particulière que l'on obtient avec les Eaux minérales, même les moins minéralisées.

Les Boues ne seraient-elles que de véritables condensateurs de la chaleur? Mais s'il en était ainsi, les limons des autres fleuves pourraient remplir le même but; il suffirait d'eau chaude et de vapeur pour les réchauffer et obtenir les mêmes effets. Les Boues de Dax, par leur complexité même, ont une action propre, dont le résultat ne saurait être une simple action calorique. Les actions chimiques et électriques provoquées par la présence des conferves y sont à l'état constant de formation naissante, et ces actions doivent certainement jouer un rôle prépondérant dans les effets thérapeutiques (1).

Quant à nous, quoique tout disposé à accepter cette dernière manière de voir, nous aimons mieux, en attendant la découverte des lois qui régissent l'action des Eaux minérales elles-mêmes, nous en rapporter à l'expérience qui persuade mieux que les raisonnements les plus solidement établis, et, à cet égard, il n'y a qu'une voix sur leurs propriétés, justement préconisées, surtout dans la *névralgie sciatique.*

III

DES DIVERSES FORMULES BALNÉOTHÉRAPIQUES

La névralgie sciatique à l'état aigu ou subaigu est facilement guérie ou promptement améliorée par nos Eaux et nos Boues. Mais comme le plus souvent la thérapeutique ordinaire et l'hydrothérapie triomphent aisément de ces formes récentes, nous laisserons de côté l'étude des névralgies de cet ordre, et nous nous en tiendrons au traitement de la névralgie sciatique chronique, si souvent rebelle aux moyens d'action les plus variés.

C'est en effet dans ces cas particulièrement remarquables par leur ténacité que la haute puissance des Eaux minérales sulfatées calciques hyperthermales et des Boues végéto-minérales s'affirme d'une façon

(1) MM. Thore, Dufourcet et notre confrère Barthe de Sandfort ont fait des recherches à ce sujet; mais elles n'ont pas encore fourni une solution définitive.

toute spéciale, et produit souvent des guérisons ou des améliorations là où avaient échoué jusqu'alors les traitements les plus rationnels. Cependant, et nous nous empressons de le dire, lorsque la névralgie paraît surtout tenir à une lésion de la fibre nerveuse ou de ses enveloppes, à une compression exercée sur le cordon nerveux par une tumeur quelconque des parties molles ou osseuses, et généralement lorsqu'elle s'accompagne d'une *très forte atrophie* des muscles innervés par le nerf malade, le résultat est souvent insignifiant, quelquefois même nul.

Avant de passer à l'étude de la thérapeutique de la névralgie sciatique chronique, nous avons cru utile de signaler en quelques mots les préceptes qui doivent guider le médecin dans le traitement balnéaire des formes aiguës et subaiguës.

A. *Du traitement des névralgies sciatiques aiguës et subaiguës.* Dans ces cas, il est indispensable d'agir avec prudence et de prendre certaines précautions, surtout lorsque la névralgie est d'origine rhumatismale. Ainsi la température des bains d'étuves humides, par exemple, doit être portée lentement de 38° C à 40° C, et le séjour dans l'étuve sera de 15 à 20 minutes. On doit en effet chercher à provoquer alors une action sudorifique, et si l'on dépasse 40° C, l'action révulsive est produite, et avec elle apparaissent tous les inconvénients de cette action thérapeutique dans une névralgie encore à l'état aigu ou subaigu. Ce que nous venons de dire de l'étuve humide doit aussi se rapporter au bain de boues, dont la température ne doit pas dépasser 40° C, sous peine de provoquer des exacerbations très marquées dans les phénomènes douloureux.

Au début également, les douches doivent être administrées tièdes, très brisées et prolongées durant deux à trois minutes.

Mais ces précautions, dont il faut tenir compte dans les névralgies sciatiques aiguës ou subaiguës, disparaissent à peu près complètement lorsqu'on a affaire à des névralgies sciatiques chroniques. Dans ces dernières, il est indispensable de faire une distinction entre la névralgie sciatique chronique simple, sans atrophie consécutive, et la névralgie sciatique chronique s'accompagnant de troubles graves dans la nutrition du membre.

B. *Du traitement de la névralgie chronique simple*. Ici, plus spécialement, il faut employer tous les moyens capables de rétablir ou de suractiver les fonctions de l'enveloppe cutanée, en provoquant une excitation extrême de la peau. Il faut avoir recours en un mot à la révulsion. Parmi tous les divers moyens qui la produisent, les *bains de caisse à vapeurs térébenthinées, les douches de vapeur térébenthinées*, *les bains de boues* nous ont presque toujours donné d'excellents résultats. Aussi il nous paraît utile de bien faire connaître le mode d'action de ces différents agents balnéaires employés de préférence en pareils cas.

Bains de Caisse. — L'effet révulsif dans les bains de caisse térébenthinés est déterminé par l'élévation de la température ; et l'adjonction de la térébenthine à la vapeur d'eau minérale a pour but de prêter à celle-ci un caractère particulier en rapport avec la nature même de la névralgie. Mais tandis que, dans les bains d'étuves à air chaud, l'air étant un mauvais conducteur du calorique, on est obligé pour produire l'action révulsive d'atteindre une température de 65° à 70° C, dans le bain de Caisse à vapeurs humides, la température, pour produire les mêmes effets, ne doit jamais dépasser 41° à 45° C. D'une façon générale, nous n'allons jamais au delà, et encore n'arrivons-nous que progressivement à cette température.

La durée du bain de Caisse térébenthiné varie de 15 à 25 minutes. Dans certains cas donnés, surtout lorsque nous avons affaire à des malades à tempérament sanguin et à constitution forte, nous faisons éponger la tête et la face avec de l'eau fraîche durant toute la séance, de façon à prévenir tout phénomène congestif.

Les Bains de Caisse sont toujours suivis d'une douche ; sa température, sa durée varient suivant les cas, suivant le degré de révulsion que nous voulons produire, selon l'idiosyncrasie et l'accoutumance du sujet. Nous donnons tantôt une douche en jet brisé à 35°-36° C, plus ou moins percussive, tantôt une douche écossaise, tantôt enfin une douche tempérée ou froide.

Nous avons remarqué que les urines des malades soumis à ce traitement avaient, au bout de 3 à 4 séances, une assez forte odeur de violettes : ce qui est une preuve manifeste que la térébenthine a été absorbée soit par les pores cutanés, soit plutôt par les voies pulmonaires.

Douche de vapeurs. — L'action révulsive est

encore fortement aidée par la douche de vapeurs térébenthinées promenées (*loco dolenti*). Sous l'influence de cette douche, dont la durée progressive varie de 5 à 10 minutes, la partie touchée s'injecte et arrive rapidement à une couleur rouge cerise, sans que l'on ait à redouter toutefois un retentissement sur l'économie générale. La douche de vapeurs térébenthinées est suivie, comme le bain de caisse, d'une douche minérale, dont la forme, la température et la durée varient suivant les cas.

Bain de boues. — Le bain de boues joue un rôle des plus importants dans le traitement de la névralgie sciatique chronique. Et il est vraiment remarquable de voir la facilité avec laquelle les malades supportent dans ce bain des températures à peu près intolérables dans un bain ordinaire, sans cependant en ressentir un malaise réel. L'atmosphère de la salle où le malade prend son bain doit évidemment jouer ici un rôle important. La buée chaude si abondante, produite par les vapeurs s'exhalant de la piscine, vient se répandre dans la salle voûtée à dessein. En facilitant le jeu des organes respiratoires, en aidant à la diaphorèse générale, cette buée contribue, sans doute, à compenser la rupture d'équilibre brusque qui se produit chez le patient, entre la température extérieure très élevée du bain et la température du corps.

Quoi qu'il en soit, le bain de boues, de 42 à 45° C, communément supporté, a pour effet immédiat d'amener un état fluxionnaire de la peau, et, par suite, une stimulation de la nutrition interstitielle provoquant à son tour une régularisation de la distribution de l'influx nerveux et de la circulation dans les vaisseaux capillaires.

Par suite de la diaphorèse profuse qu'il détermine, il se produit une action spoliatrice, provoquée par l'élimination d'une grande quantité de matières acides. Cette élimination, tout en réveillant les fonctions cutanées, est d'autant plus utile chez les rhumatisants que le sang est ainsi rendu moins alcalin.

Le bain de boues, on le voit, est donc tout particulièrement indiqué dans la névralgie sciatique chronique, surtout quand elle est d'origine arthritique, car il combat à la fois non seulement la névralgie elle-même, mais encore l'état général auquel elle est liée.

La durée du bain de boues, aux températures mentionnées plus haut, c'est-à-dire de 42° à 45° C, est de 15 à 20 minutes de durée au maximum. Immédiatement après ce bain, le malade prend, selon les cas, soit un bain minéral de 36° à 37° C, de 5 à 10 minutes, soit une douche en jet d'eau chaude ou tempérée, soit une douche écossaise ou froide, de durée variable.

Dans les cas où la névralgie sciatique chronique est liée à un état névropathique, les bains de boues à haute température, par suite de l'excitation qu'ils déterminent, sont parfois mal supportés pendant les premiers jours. Dans ces cas, les bains de piscine minérale, tempérés et prolongés, nous rendent des services signalés en provoquant une action à la fois sédative et diaphorétique, dont les heureux effets ne tardent pas longtemps à se manifester. C'est, du reste, la thérapeutique employée à *Ragatz*, et que

Baynères-de-Bigorre a mis récemment en honneur. On retrouve encore cette même formule de plus ancienne date, notamment à *Néris*, *Luxeuil*, *Bains* et *Plombières*.

C. *De la névralgie sciatique chronique grave.* Il est des névralgies sciatiques chroniques qui, à la longue, s'accompagnent d'amaigrissement du membre et de troubles dans la myotilité et même dans la sensibilité. Bien des explications ont été données pour établir l'origine de cette complication. Y a-t-il simple diminution dans l'influx nerveux ? Est-il survenu une névrite chronique, une inflammation du névrilème, ou bien encore une hypérémie sanguine chronique de ces mêmes parties ? Car, en dehors des cas où la sciatique est *bilatérale*, on ne saurait faire remonter la cause jusqu'aux centres nerveux. Toutes ces opinions ont été admises, et Lasègue, Landouzy et Fernet ont particulièrement attiré l'attention sur ces phénomènes.

Quand l'atrophie survient très vite (15 à 20 jours) après le début de la maladie, lorsque le cordon nerveux est douloureux dans toute son étendue, on peut admettre que le nerf est anatomiquement altéré, qu'il est le siège d'une névrite. Aussi, se basant sur la présence ou sur l'absence de ce symptôme, Lasègue (1) et après lui Landouzy (2) distinguèrent-ils la *sciatique-névrite* et la *sciatique-névralgie*.

Fernet (3), dans un travail sur la sciatique et sa

(1) Lasègue. *Arch. de méd.*, 1864.
(2) Landouzy. *Arch. de méd.*, 1875. *Rev. mens.*, 1878, t. I.
(3) Fernet. *Arch. de méd.*, 1878.

nature, va encore bien plus loin et admet qu'il y a *névrite dans tous les cas.*

Ces conclusions nous semblent exagérées. Que dans certains cas il y ait épaississement du nerf, congestion, peut-être même inflammation, quand la sciatique est ancienne et plusieurs fois récidivée, c'est bien possible. Mais de là à dire que la névrite existe dans tous les cas, il y a fort loin.

Quoi qu'il en soit, lorsque la névralgie sciatique chronique s'accompagne d'une *très grande atrophie musculaire*, les traitements hydrothérapiques ordinaire ne peuvent réussir qu'au bout d'un temps fort long, et encore, tout praticien prudent doit-il faire de sages réserves. Dans ces cas, nous nous empressons de le dire, les résultats obtenus par les Eaux et Boues de Dax sont aussi souvent insignifiants. Mais il n'en est plus de même lorsque l'atrophie musculaire est de moyenne intensité. Par suite de la stimulation de la nutrition interstitielle qu'il provoque, le bain de boues ramène alors la vitalité dans les muscles, qui reprennent peu à peu dans un temps relativement court leur volume et leur force.

D. *De la névralgie sciatique traumatique.* La névralgie sciatique traumatique donne des résultats variables suivant la gravité de l'accident ou de ses suites. Quand la cause traumatique est de date récente, les bains minéraux et les douches tempérées prolongées sont des mieux indiquées en raison de leur action essentiellement sédative et calmante. En pareils cas, il faut même redouter l'action trop stimulante des bains de boues, comme début de traitement. Tout au contraire, lorsque la cause traumatique remonte à une certaine date et qu'il existe des troubles de nutrition dans le membre, il faut recourir aux très hautes températures, à l'emploi répété des bains de boues, et rechercher de préférence une action révulsive énergique. Nous citons dans nos observations quelques cas de névralgie sciatique traumatique avec commencement d'atrophie, traités par les eaux et boues de Dax, ayant donné les meilleurs résultats.

E. *De la névralgie sciatique spécifique*. Nous passons sous silence les névralgies sciatiques d'origine spécifique. Il est évident *a priori* qu'un traitement approprié doit précéder ou accompagner la thérapeutique balnéaire. Notre clinique nous fait défaut sur ce point. Mais nous avons observé des cas de névralgies iléo-lombaires, crurales et brachiales de cette nature, dans lesquelles l'emploi des eaux et boues de Dax a secondé efficacement l'action de la médication spécifique. Il est donc à présumer qu'il en serait de même pour la névralgie sciatique.

IV

RÉSUMÉ STATISTIQUE DES OBSERVATIONS

La plupart des observations qui font la base de ce travail ont été recueillies par notre regretté père, médecin des Thermes. Elles sont au nombre de quinze. Nous aurions pu facilement en augmenter le chiffre, mais ce dernier toutefois nous a paru suffisant pour faire connaître la valeur incontestable de nos eaux et de nos boues dans le traitement de la névralgie sciatique.

Ces quinze observations comprennent 11 hommes et 4 femmes. L'âge moyen des malades est de 44 ans, et il a varié entre 77 et 26 ans.

La moyenne du traitement a été de 27 jours ; la durée maximum, de six semaines, la durée minimum vingt jours.

Sur ces quinze cas, huit fois la névralgie s'est montrée à droite, six fois à gauche, une seule fois elle a affecté les deux côtés en même temps. Le début de l'affection remonte de six mois à plusieurs années.

Le traitement a été ainsi établi d'une façon générale : Il s'est composé de deux séances par jour, l'une le *matin*, l'autre le *soir*. Suivant les cas, les malades ont pris le matin soit un bain minéral de 35° à 36° C d'une durée de 25 à 40 minutes, soit un bain de caisse térébenthiné, dont la température a varié de 38° à 45° C de 15 minutes de durée en moyenne. Ce bain de caisse a été toujours suivi d'une douche en jet brisé à température et à durée variables. La plupart du temps, les bains de boues de 40° à 42° C de 10 à 15 minutes, suivis d'un bain minéral à 36° C ou d'une douche, ont alterné avec les bains de caisse.

La séance du soir a été consacrée aux douches minérales en jet brisé, aux douches écossaises, à température et à durée variable, suivant les cas. Ces douches ont été parfois précédées de douches de vapeur térébenthinées localisées pendant quelques minutes sur le trajet du nerf malade.

Les résultats obtenus ont été des plus favorables. Sur les quinze cas, la guérison a été obtenue quatre fois ; huit fois l'amélioration a été très forte, deux fois forte ; il n'y a qu'un seul cas d'amélioration légère.

Par amélioration légère nous entendons dire que sous l'influence du traitement les malades ont vu diminuer leurs douleurs d'intensité. L'amélioration est forte, quand les phénomènes douloureux se sont sérieusement atténués. Enfin l'amélioration est très forte, lorsque les douleurs ont presque totalement disparu, mais que la guérison ne peut pas cependant encore être considérée comme complète.

Quelques malades ont éprouvé dès le début de leur traitement une légère augmentation de leurs douleurs. Mais cette exacerbation momentanée n'a pas eu la moindre influence fâcheuse sur le résultat.

On nous pardonnera ces détails minutieux en raison du soin que nous avons voulu mettre à présenter un travail clinique utile, qui puisse, tout en fixant la valeur réelle de nos eaux et de nos boues dans le traitement de la névralgie sciatique, attirer la bienveillante attention de nos savants confrères sur une station, dont les remarquables ressources hydrologiques sont encore trop peu connues du corps médical.

Deuxième partie.

OBSERVATIONS

Nos observations sont divisées en deux groupes. Dans le premier renfermant 12 observations, nous donnons presque exclusivement des cas de névralgies sciatiques chroniques, d'origine arthritique; ces névralgies étant particulièrement justiciables des eaux et boues de Dax, comme le sont d'ailleurs presque toutes les névralgies de cette nature. Nous nous permettons d'attirer l'attention du lecteur sur les numéros III, X, XI et XII, comme faits d'un intérêt exceptionnel à divers points de vue.

Le second groupe comprend trois observations de névralgies sciatiques d'origine traumatique. Bien que par leur nature et leur origine, ces névralgies ne soient pas aussi bien justiciables de nos eaux et de nos boues, les faits que nous publions y font cependant une heureuse exception.

Obs. I. — Névralgie lombo-sciatique droite, chronique, datant d'un an. 25 jours de traitement. Très forte amélioration.

M. L..., de Blaye, Gironde, propriétaire, 46 ans, à tempérament nerveux, à constitution forte, arrive aux Thermes de Dax le 21 octobre 1874.

Hérédité : Mère hystérique.

Antécédents : A l'âge de 18 ans, M. L... sans cause connue que le défaut général de précautions hygiéniques inhérent à son âge, ressentit, après un refroidissement, une douleur assez vive dans l'épaule droite qui persista pendant plusieurs mois. En novembre 1873, après des voyages fréquents en voiture découverte pendant lesquels il souffrit beaucoup du froid, le malade se baissant un jour pour prendre son fusil, durant une partie de chasse, éprouva tout à coup une douleur très vive dans la région lombaire : Cette douleur disparut au bout d'une dizaine de jours et gagna successivement tout le sciatique droit.

Il a épuisé contre ces douleurs névralgiques qui parfois devenaient intolérables tout l'arsenal pharmaceutique et la médication rationnelle.

A son arrivée à Dax, il n'existe plus de douleurs dans la région lombaire. En général la douleur, qui n'augmente pas par les variations atmosphériques, la station assise, le séjour au lit, mais qui s'exaspère par la marche, a son siège principal sur toute la face postérieure de la jambe droite, depuis le creux poplité jusqu'à deux centimètres au-dessus de la malléole externe. Sous l'influence de la marche, la douleur se reproduit le long de la cuisse en arrière et au pli fessier. Ordinairement sourde, elle ne devient plus vive que sous l'effort musculaire.

La marche est difficile. La jambe droite est plus lourde et plus faible que sa congénère, mais elle n'a pas diminué de volume.

La sensibilité générale est intacte : Le malade a cependant éprouvé des fourmillements qui se sont étendus jusque sous la plante des pieds, mais qui n'existent plus actuellement.

Depuis un mois environ, à la suite d'une chute sur l'épaule droite, le malade a vu se reproduire les douleurs rhumatismales. Les mouvements d'élévation, d'abduction du bras sont incomplets et douloureux : il n'existe ni gonflement, ni rougeur au niveau de l'article : on constate quelques frottements légers.

Traitement. *Matin* : Bain de caisse térébenthiné de 40° C à 42° C, 15 minutes de durée, suivi de douche en jet brisé à 35° d'une minute durant les 3 premiers jours. A partir du quatrième jour, bain de boues à 42° C, de 15 minutes, suivi de douche en jet brisé à 32° C, généralisée et localisée pendant trente secondes sur le trajet du sciatique droit.

Soir : Douche en jet brisé à 35° C — durée 2 minutes, localisée pendant trente secondes le long du nerf malade.

Après 25 jours de traitement, le malade part très fortement amélioré : Les douleurs de l'épaule ont complètement disparu, les mouvements du bras ont repris leur amplitude normale. La marche ne réveille plus de douleurs le long de la cuisse : La douleur qui existait à l'arrivée depuis le creux poplité jusqu'au niveau de la malléole externe, quoique fortement atténuée, n'a cependant pas encore disparu d'une façon complète.

Obs. II. — Névralgie sciatique droite, chronique, d'origine rhumatismale, remontant à trois ans. 25 jours de traitement. Guérison.

M. A..., de Bordeaux, 32 ans, cordonnier, arrive aux Thermes le 19 novembre 1874.

Pas d'antécédents héréditaires.

Antécédents personnels : Depuis trois ans, M. A... qui habite une maison froide et humide, souffre de douleurs musculaires rhumatismales localisées tantôt dans les pectoraux, les intercostaux, tantôt dans les deltoïdes, les biceps droit, les muscles fessiers. Il a eu de plus des mouvements névralgiques iléo-lombaires, iléo-cruraux, mais il a été pris plus spécialement de douleurs névralgiques dans le nerf sciatique droit avec localisation au niveau de la région trochantérienne, du pli fessier, du creux poplité.

Ces douleurs, insensibles aux variations atmosphériques, sont réveillées par la marche et le séjour au lit, et deviennent parfois fort intenses. Depuis 15 jours, elles ont encore augmenté sous l'influence d'un exercice plus soutenu. Le malade a en vain épuisé l'usage des frictions calmantes, des vésicatoires volants sur la région lombaire et le mollet droit.

La douleur persiste malgré tout à l'état subaigu dans la région trochantérienne droite, tout le long de la cuisse en arrière et au mollet. Les phénomènes douloureux sont plus manifestes dans la station verticale et pendant la marche. Il n'existe pas de points apophysaire ni épiphysaire. Rien d'anormal du côté de la sensibilité ni de la myotilité.

L'état général est bon. Les diverses fonctions sont régulières et normales. Pouls régulier, petit, 80 pulsations. Urines rouges.

Traitement. *Matin :* Pendant les 4 premiers jours, bain minéral à 36° C de 30 minutes. A partir du cinquième jour, bain de boues à 40° C de 10 minutes, suivi de bain minéral à 37° C, 10 minutes.

Soir : Douche alternative en jet brisé, généralisée, de 30 à 18° C d'une minute de durée. Après le huitième jour, douche écossaise d'une minute.

Sous l'influence de ce traitement, le malade part après 25 jours, complètement guéri. Les douleurs ne sont plus réveillées ni par la station verticale, ni par la marche, et le malade a pu faire avant son départ plusieurs kilomètres sans la moindre fatigue.

Obs. III. — Névralgie sciatique droite, chronique, d'origine rhumatismale. Atrophie musculaire légère. Six semaines de traitement. Guérison.

M. de G..., 48 ans, propriétaire, tempérament nerveux, constitution forte ; arrive aux thermes le 17 février 1876.

Pas d'antécédents héréditaires.

Antécédents : Il y a 5 ans. M. de G... a eu une névralgie sciatique droite qui persista pendant 18 mois : saison à Luchon durant 20 jours où il prit des étuves qui le fatiguèrent beaucoup. L'année suivante, saison à Barbotan qui n'amena aucune amélioration ; puis deux mois plus tard, en septembre, saison à Bagnères-de-Bigorre où il prit encore des bains de vapeurs qui le soulagèrent : depuis lors, les phénomènes douloureux disparurent progressivement.

M. de G... habite ordinairement une maison très sèche, bâtie sur une hauteur, mais depuis trois ans, il réside pendant trois mois de l'hiver à Bordeaux dans un appartement humide.

Dans les premiers jours de juillet 1875, en descendant du train, M. de G... ressent une douleur très vive au niveau des reins : cette douleur resta localisée durant huit jours, puis elle gagna bientôt tout le trajet du sciatique droit. Peu accentuée à l'état de repos, elle se reproduisait toujours et augmentait sous l'effort musculaire et la marche. En septembre, les douleurs devinrent plus aiguës, presque continues et condamnèrent le malade à séjourner au lit jusqu'au mois de novembre. C'est à peine si, sous l'influence d'injections hypodermiques de morphine, M. de G... a pu se lever quelques heures de temps à autre. Cet état aigu a persisté jusqu'en décembre dernier : alors la douleur est devenue moins intense et le malade a pu faire quelques courtes promenades, mais au prix d'une très grande fatigue.

Actuellement, malgré le traitement révulsif le plus énergique (cautérisations ponctuées au thermo-cautère tout le long du nerf sciatique et application de nombreuses bandelettes de vésicatoires), malgré le bromure et l'iodure de potassium pris pendant un mois et demi, la douleur persiste encore à l'état subaigu. Elle existe sur tout le trajet du nerf, se produit même parfois à l'état spontané et se réveille par la marche, la station assise. La pression au niveau de l'échancrure sciatique l'exaspère : c'est le seul point apophysaire constaté.

Il existe une atrophie légère des muscles de la fesse et de tout le membre inférieur droit. La marche est pénible et ne peut être soutenue que quelques instants à peine. Pas de troubles de la sensibilité.

L'état général est bon, les diverses fonctions sont régulières et normales. Pouls régulier, petit, 72. Urines normales.

TRAITEMENT. *Matin :* Les huit premiers jours, bain minéral à 35° C de trente minutes. Puis ensuite, bain de caisse térébenthiné de 38° à 40° C, seize à vingt minutes, suivi de douche générale en jet brisé à 32° C d'une minute ; alternant à jour passé avec bain de boues à 40° C quinze minutes, et suivi de bain minéral à 30° de dix minutes.

Soir : Douche générale en jet brisé à 30° C, d'une minute et demie de durée, localisée trente secondes le long du sciatique droit, précédée à partir du quatorzième jour d'une douche de vapeurs térébenthinées de cinq minutes : dans les dix derniers jours, douche écossaise, d'une minute.

Six semaines de ce traitement ont débarrassé M. de G... de toute douleur névralgique, et les muscles, mis plus longtemps en œuvre chaque jour par des courses à pied d'autant plus prolongées que la névralgie allait s'éteignant, ont repris, à quelques millimètres près, leur volume primitif.

Obs. IV. — Névralgie sciatique droite chronique, d'origine rhumatismale. Atrophie considérable des muscles du membre inférieur droit. 21 jours de traitement. Amélioration légère.

M. L..., propriétaire à Bascons (Landes), 62 ans, tempérament nerveux, constitution frêle, arrive à Dax le 24 mai 1876.

Hérédité : Père goutteux.

Antécédents : M. L... homme très actif, propriétaire important a déployé une très grande énergie dans la conduite de ses affaires. Parcourant de grandes distances à pied, à cheval, en voiture, quelque temps qu'il fît, le malade a souvent été exposé à de brusques variations atmosphériques, à l'impression du froid, le corps étant en sueur. Aussi présente-t-il comme antécédents des douleurs musculaires rhumatismales erratiques qui reviennent de temps à autre et qui frappent plus particulièrement les muscles lombaires et les deltoïdes. Il y a 15 ans, M. L... a eu une névralgie du trijumeau, très rebelle ; il y a 4 ans, une gastralgie dont le débarrassa une saison à Saint-Sauveur.

Enfin il y a 15 mois a débuté la névralgie sciatique droite pour laquelle il vient à Dax. D'abord légère, puis plus forte, elle a atteint son maximum d'intensité en février dernier, et l'a condamné à s'aliter à partir de ce jour jusqu'à fin d'avril. Les antipériodiques, les purgatifs, les vésicatoires, la morphine ont à peine amené une amélioration légère dans les phénomènes douloureux.

État actuel : Douleur continue, mais sourde avec exacerbations périodiques et par accès journaliers assez fréquents, se calmant sous la chaleur, augmentant sous l'influence des variations atmosphériques, sur tout le trajet du sciatique droit avec points apophysaires au niveau de la grande échancrure sciatique, du creux poplité, du milieu du mollet. Les muscles de la cuisse et de la jambe sont flasques et très fortement atrophiés. Le malade ne peut marcher que très difficilement en s'appuyant sur deux cannes, et c'est à peine s'il peut se soutenir quelques pas. La sensibilité est normale.

L'état général est assez bon : les digestions sont lentes, il existe une constipation opiniâtre. Rien aux poumons, rien au cœur, pouls régulier, dur. 75. Urines normales.

TRAITEMENT. — *Matin :* bain de caisse térébenthiné 38° à 40 C de 10 à 15 minutes suivi de douche en jet très brisé et à faible pression à 30° C d'une minute de durée.

Soir : Douche en jet brisé à 32° C d'une minute, localisée *loco dolenti* pendant trente secondes.

Après 21 jours de ce traitement, le malade part légèrement amélioré. La marche est un peu moins pénible et peut être soutenue pendant une durée un peu longue, mais l'atrophie est toujours aussi considérable.

OBS. V. — Névralgie sciatique gauche chronique, d'origine rhumatismale, datant de 9 mois. 18 jours de traitement. Forte amélioration.

Mlle S..., cuisinière, 37 ans, tempérament lymphatique, constitution moyenne, entrée aux Thermes le 17 juillet 1876.

Hérédité : père rhumatisant, mère a des névralgies faciales.

Antécédents : Mlle S... souffre depuis une dizaine d'années de douleurs musculaires erratiques qui frappent plus particulièrement les intercostaux et les deltoïdes. Il y a 3 ans, la malade étant alors à la campagne, chez ses maîtres à Gradignan (Gironde), occupait une chambre très humide : la cuisine située au rez-de-chaussée était également très froide. Aussi la malade fut-elle prise au bout de quelques jours de douleurs assez vives dans le nerf sciatique gauche : ces douleurs persistèrent à l'état aigu durant une semaine environ, puis disparurent après l'application de quelques vésicatoires volants. Il y a deux ans, les mêmes effets se produisirent quelques jours après l'arrivée à la campagne, mais la douleur persista plus longtemps.

Enfin en 1875, rentrant à Bordeaux en octobre, Mlle S... qui avait déjà ressenti à Gradignan les premiers effets fâcheux de son séjour, fut aussitôt aux prises avec les accidents d'une névralgie sciatique gauche bien caractérisée avec points douloureux au niveau de la grande échancrure sciatique, du condyle interne du fémur ; de temps à autre elle ressentait quelques élancements douloureux dans le gros orteil gauche.

État actuel : douleur sourde à l'état continu dans la journée, nulle pendant la nuit, se présentant par crises provoquées surtout par le mouvement, les variations atmosphériques, avec points particuliers désignés plus haut. La sensibilité et la myotilité sont normales.

L'état général est excellent : toutes les fonctions sont régulières. Pouls petit 80. Les urines, dit la malade, laissent déposer du sable rouge quand les douleurs sont plus vives.

TRAITEMENT. — *Matin :* Bain minéral à 35° et 36° C de trente minutes pendant les quatre premiers jours. Bain de boues à 40° C de dix, puis quinze minutes, suivi de bain minéral à 36° C de dix minutes, les jours suivants.

Soir : douche en jet brisé à 37° C localisée pendant une minute le long du trajet du sciatique gauche, et suivie de douche générale en jet à 32° C de trente secondes. Les six derniers jours, douche écossaise d'une minute de durée.

La malade part très améliorée, mais non complètement guérie après 18 jours de traitement. La douleur est très atténuée pendant la marche, elle n'a cependant pas encore totalement disparu.

OBS. VI. — Névralgie sciatique droite chronique, d'origine rhumatismale datant d'un an. 20 jours de traitement. Très forte amélioration.

Mme L..., de Misson-Habas (Landes), 29 ans, constitution délicate, arrivée le 10 septembre 1876.

Hérédité : Père et frère rhumatisants.

Antécédents : Depuis une dizaine d'années, la malade est sujette à des névralgies faciales et intercostales surtout pendant l'été et l'hiver. Il y a un an, la névralgie s'est localisée dans le nerf sciatique droit. La douleur d'abord légère s'est accentuée de plus en plus, et actuellement on constate une douleur continue sur tout le trajet du sciatique droit avec exacerbations plus ou moins fréquentes dans la journée, et point de localisation au niveau du mollet et de la malléole externe. Les crises sont plus violentes sous l'action du froid humide et sous l'influence des variations atmosphériques et de la marche qui est très pénible.

Les antipériodiques, l'iodure de potassium, les vésicatoires ont été employés sans résultat.

L'état général est assez bon. Les diverses fonctions sont régulières; à noter cependant un état de constipation habituel. Pouls régulier, petit, 100.

TRAITEMENT.—*Matin :* Les trois premiers jours, bain minéral à 35°C de trente minutes ; à partir du quatrième jour, bain de caisse térébenthiné à 38° C, de quinze minutes, suivi de douche en jet brisé à 32° C d'une minute.

Soir : Douche en jet brisé à 36° C, localisée pendant trente secondes sur le trajet du nerf malade, et suivie de douche générale à 34° d'une minute de durée.

Après 20 jours de traitement, les résultats sont excellents. La marche ne détermine plus de douleurs aussi vives, et peut être soutenue plus longtemps sans fatigue.

OBS. VII. — Névralgie sciatique gauche chronique avec poussée subaiguë. 22 jours de traitement. Très forte amélioration.

M. X..., de Pau, 33 ans, rentier, constitution forte, tempérament lymphatique, arrivé le 21 avril 1877.

Hérédité : Mère rhumatisante.

Antécédents : Le malade a toujours joui d'une santé excellente jusqu'en janvier 1876, époque à laquelle il eut une névralgie sciatique gauche, consécutive à un refroidissement. Les douleurs persistèrent pendant deux mois. En août, après de nouvelles imprudences, les accidents névralgiques réapparaissent. La douleur nulle au repos et au lit est réveillée par le mouvement, la marche et devient plus vive par les temps pluvieux. La névralgie persiste durant deux mois à l'état subaigu et finit par disparaître sous l'influence d'une médication révulsive énergique. Mais en décembre dernier, M. X... étant resté deux heures environ exposé à un courant d'air après une marche violente, a une nouvelle crise qui malgré la médication la plus rationnelle n'a pas encore disparu.

Etat actuel: Point apophysaire douloureux entre la troisième et la quatrièm : vertèbres lombaires ; douleur profonde et continue sur tout le trajet du nerf malade, à l'état de repos, s'exaspérant et s'accentuant par le mouvement, la marche. Le malade peut à peine faire une cinquantaine de mètres d'une seule traite. La sensibilité est intacte. Pas d'atrophie des muscles.

L'état général est excellent, rien aux poumons, rien au cœur, pouls régulier, fréquent 90.

TRAITEMENT. — *Matin :* Les trois premiers jours bain minéral à 35° C de trente minutes : consécutivement, bain de caisse térébenthiné à 38° et 40° C de quinze minutes suivi de douche en jet brisé à 30° C d'une minute, alternant avec bain de boues à 40° C de dix minutes suivi de bain minéral à 37° C de dix minutes.

Soir : Douche générale en jet brisé de 30 minutes à 18° C d'une minute. Les huit derniers jours douche écossaise d'une minute de durée.

Le malade quitte les thermes dans un état des plus satisfaisants pèras 22 jours de traitement. La marche ne réveille presque plus de douleurs et peut être soutenue sans grande fatigue pendant un temps assez long.

OBS. VIII. — Névralgie sciatique gauche chronique, d'origine rhumatismale, remontant à 4 ans. 25 jours de traitement. Très forte amélioration.

M. de V..., avocat à La Rochelle, 66 ans, lymphatique, constitution moyenne, entré le 3 octobre 1877.

Pas d'antécédents héréditaires.

Antécédents : Depuis une vingtaine d'années, M. de V... souffre de douleurs rhumatoïdes musculaires principalement l'hiver. La névralgie sciatique gauche pour laquelle il vient à Dax a débuté il y a quatre ans pendant l'hiver. Les douleurs n'ont jamais été très aiguës, mais malgré les traitements les plus rationnels (application de vésicatoires, iodure et bromure de potassium, frictions térébentinées, etc.), elles persistent avec une incroyable ténacité.

Actuellement les points douloureux sont : Régions lombaire, fessière et plus particulièrement région antéro-externe de la jambe gauche. La douleur continue sur tout le trajet du sciatique gauche, augmente d'intensité avec les variations atmosphériques : le repos la calme, la marche l'exaspère. Malgré la chronicité de l'affection, il n'y a ni troubles de la sensibilité, ni atrophie musculaire.

L'état général est d'ailleurs très bon. Les bruits du cœur sont un peu sourds. Le pouls est régulier, petit, 80 pulsations. Les urines sont de temps à autre fortement chargées d'acide urique, d'après ce que dit le malade.

Traitement. — *Matin :* Bain minéral à 35° et 37° C de trente minutes alternant avec bain de boues à 38° C de dix minutes suivi de bain minéral à 37° C de dix minutes.

Soir : Douche en jet brisé à 37° C d'une minute, précédée à partir du huitième jour de douche de vapeurs térébenthinées de cinq minutes, appliquée *loco dolenti*.

Le malade qui a très bien supporté le traitement part le 28 octobre dans un excellent état. Les douleurs ont presque totalement disparu et sont à peine réveillées par la marche.

Obs. IX. — Névralgie sciatique chronique droite, remontant à 18 mois. Atrophie musculaire légère. 24 jours de traitement. Très forte amélioration.

M. D..., de Codrot (Gironde), propriétaire, 49 ans, tempérament sanguin, constitution forte, arrivé le 17 octobre 1877.

Hérédité : Mère rhumatisante. Un frère rhumatisant.

Antécédents : Pas de maladies antérieures. Il y a 18 mois, M. D... qui pêchait et chassait beaucoup fut pris d'une douleur assez vive dans les reins et le long du sciatique droit sans points de localisations biens déterminés. La douleur qui était continue s'exaspérait parfois, surtout sous l'influence des variations atmosphériques. Des vésicatoires volants, répétés, appliqués à la région lombaire et sur le trajet du sciatique ont amené une amélioration légère, mais la douleur persiste encore.

Actuellement le malade accuse une douleur subaiguë dans la région lombaire et au niveau du grand trochanter. Généralement obtuse, elle devient très vive sous une inspiration forte, la toux, la marche rapide, la position assise trop prolongée. Le repos au lit la calme. Il existe une légère atrophie des muscles du membre inférieur droit, de ceux de la jambe surtout.

L'état général est assez bon : l'appétit est modéré, les digestions sont un peu lentes. Rien aux poumons, rien au cœur, pouls régulier, plein 68, urines normales.

TRAITEMENT. — *Matin :* Les quatre premiers jours, bain minéral 35° et 36° C de trente-cinq minutes. A partir du cinquième jour, bain de caisse térébenthiné 40° C de dix minutes suivi de douche en jet brisé à 34° C de deux minutes, alternant avec bain de boues à 40° C de quinze minutes suivi de bain minéral à 36° C de dix minutes.

Soir : Douche générale en jet brisé à 32° C d'une minute et demie précédée à partir du septième jour d'une douche de vapeurs térébenthinées de cinq minutes, appliquée sur la région lombaire et le trajet du sciatique droit.

Durant les premiers jours, les douleurs ont légèrement augmenté d'intensité, puis elles se sont atténuées peu à peu pour disparaître d'une façon à peu près complète à la fin du traitement, car la marche même rapide ne les réveille plus qu'à de longs intervalles. L'atrophie musculaire a aussi sensiblement diminué, mais les muscles n'ont cependant pas encore repris leur volume normal.

OBS. X. — Névralgie sciatique droite chronique, d'origine arthritique. Un mois de traitement. Très forte amélioration.

M. X..., 44 ans, homme de lettres, tempérament nerveux, constitution robuste, arrivé le 11 avril 1876.

Hérédité : Grand'mère paternelle rhumatisante. Père goutteux.

Antécédents : Accidents spécifiques à 22 ans : roséole, alopécie consécutives. Depuis pas de nouvelles manifestions diathésiques, à 25 ans, campagne du Maroc avec troupes espagnoles pendant onze mois. En revient avec un ictère qui dure trois mois. En 1860, nouvelle campagne en Italie pendant laquelle M. X... souffre d'une constipation très opiniâtre ; fissure anale consécutive traitée par la dilatation forcée et à la suite de laquelle il conserve une douleur rectale pendant quatre ans.

En juin 1867, première crise de névralgie sciatique à droite, rebelle pendant plusieurs mois à l'électricité (courants continus), aux révulsifs divers, à l'iodure de potassium à l'intérieur, et qui disparaît à la suite d'une saison à Aix. En 1868, après un refroidissement, nouvelle crise de névralgie sciatique droite qui dure deux mois malgré le traitement rationnel le plus énergique : Cautérisations ponctuées, hydrothérapie.

En 1871, 1872, 1873, voyages dans la Bosnie, l'Herzégovine, le Monténégro, la Serbie, santé excellente. A son retour à Paris en 1874 M. X... est immobilisé au lit pendant 45 jours par une névralgie sciatique droite. De 1874 à 1877, douleurs fréquentes dans le sciatique droit, mais qui n'empêchent pas le malade de vaquer à ses occupations habituelles.

M. X..., goutteux plus ou moins larvé, a eu aussi, il y a de nombreuses années déjà, des troubles viscéraux d'ordre dyspeptique, traités avec profit par Vittel. Après leur disparition, fluxions articulaires, accès de goutte plus ou moins dessinés. Dans le cours de ces fluxions qui se sont manifestées périodiquement pendant quelques années, les membranes des gros vaisseaux et du cœur auraient été très légèrement atteintes. Le malade aurait même eu en 1874, d'après ce qu'il affirme, une angine de poitrine qui fut guérie par le bromure de potassium.

Mais depuis quelque temps les troubles viscéraux semblent avoir disparu d'une façon à peu près complète et sont remplacés par des mouvements douloureux qui se localisent de temps à autre dans le nerf sciatique droit, mais qui laissent cependant au malade toute son activité. Cette névralgie sciatique paraît être devenue l'expression prédominante de l'arthritisme de M. X... En mai 1877, après un voyage en Albanie et la Sicile où il trouve des chaleurs atroces, M. X... est repris par des troubles viscéraux légers (catarrhe intestinal). En août de la même année, cure à Vittel ; les troubles intestinaux disparaissent, mais à peine de retour à Paris, le malade a une nouvelle poussée du côté du sciatique droit. Depuis cette époque, c'est-à-dire fin août 1877, la névralgie sciatique droite persiste avec une grande ténacité. Le salicylate de soude, les injections hypodermiques de morphine, les vésicatoires volants, les cautérisations ponctuées, l'électricité, les bains de caisse à la lampe à alcool suivis de sudations forcées, ont été employés sans aucun résultat.

Actuellement les douleurs existent encore à l'état subaigu. Modérées à l'état de repos. Dans la position horizontale, elles deviennent plus vives sous l'influence des variations atmosphériques dans la station verticale, pendant la marche qui se fait très péniblement à l'aide de deux cannes an prix parfois de douleurs intolérables. Il n'y a pas de point apophysaire bien marqué, la douleur s'étend sur tout le trajet du sciatique.

Malgré les crises fréquentes de névralgie sciatique, les muscles du membre inférieur droit ne sont que très modérément atrophiés. Il n'existe pas de troubles de la sensibilité.

L'état général est assez bon : les fonctions digestives sont assez régulières, il y a cependant de temps à autre un peu de constipation.

Pas de bruit anormaux aux divers orifices du cœur : les battements sont un peu sourds. Sommeil léger. Les urines laissent de temps à autre un dépôt rougeâtre au fond du vase.

TRAITEMENT. — *Matin :* Les cinq premiers jours, bain minéral à 35° et 36° C de trente à quarante minutes de durée. A partir du 18 avril, bain de caisse térébenthiné de 38° à 40° C de quinze minutes suivi de douche en jet brisé à 32° C d'une minute, alternant avec bain de boues à 40° C de dix minutes, suivi de bain minéral à 36° C de dix minutes.

Soir : Douche en jet brisé à 34° C d'une minute, localisée la moitié du temps sur le trajet du nerf malade. Les dix derniers jours, douche en jet brisé de 32° à 18° C et d'une minute de durée.

Sous l'influence de ce traitement, les douleurs qui les premiers jours avaient légèrement augmenté ont fini par disparaître d'une façon à peu près complète, et le malade part de Dax, après un mois de séjour, dans un état des plus satisfaisants. Il peut marcher sans cannes durant un temps assez long et sans que les douleurs se réveillent. L'atrophie musculaire a aussi sensiblement diminué, mais les muscles sont cependant encore un peu flasques.

OBS. XI. — Névralgie sciatique gauche, remontant à plusieurs années. Douleurs rhumatoïdes musculaires. 25 jours de traitement. Guérison.

Mme C..., 56 ans, de Condom (Gers), tempérament sanguin, constitution robuste, arrivée le 28 mai 1879.

Antécédents : Pas d'antécédents héréditaires. A 17 ans, névralgie faciale rebelle. La menstruation qui avait toujours été régulière et normale a cessé depuis deux ans, sans amener le moindre trouble. Il y a 12 ans, Mme C..., soignant un de ses parents gravement malade, était obligée de se lever souvent la nuit, à l'improviste, légèrement vêtue. Elle fut prise durant l'hiver de douleurs musculaires et articulaires erratiques. L'action rhumatismale se porta ensuite sur le nerf sciatique gauche ; en 1868, la malade fit une saison à Capvern et n'en obtint aucune amélioration. Deux ans après, une saison à Barbotan amena un peu de soulagement, qui se maintint pendant six mois. Ni les vésicatoires, ni l'iodure de potassium, ni le sulfate de quinine n'ont pu depuis lors débarrasser la malade de ses douleurs, qui persistent toujours et qui depuis dix mois se caractérisent par des poussées subaiguës le long du sciatique gauche avec points douloureux plus accentués au niveau du condyle interne du fémur, de la malléole externe et de la face dorsale du pied. Le nerf est douloureux dans toute son étendue. La position horizontale calme la douleur, la marche l'exaspère. Il n'y a pas d'atrophie musculaire. La sensibilité du membre est normale.

L'état général ne laisse rien à désirer, toutes les fonctions sont régulières et normales. Pouls petit, serré 72. Quelques douleurs musculaires erratiques.

TRAITEMENT. — *Matin :* les deux premiers jours, bain minéral à 35° C de trente minutes. A partir du troisième jour, bain de caisse térébenthiné à 38° C de 15 minutes, suivi de douche en jet brisé à 34° C d'une minute.

Soir : douche en jet brisé à 32° C d'une minute de durée. La malade part guérie de ses douleurs rhumatoïdes et de sa névralgie après vingt-cinq jours de traitement.

OBS. XII. — Névralgie sciatique gauche chronique, d'origine arthritique, remontant à 7 ans. Un mois de traitement. Très forte amélioration.

Mme H..., de Paris, 55 ans, tempérament lymphatique, constitution forte, arrive à Dax le 8 novembre 1887.

Née de parents sains, morts âgés, Mme H... a hérité de la constitution de son père replet et goutteux. Elle a mis au monde et allaité quatre enfants en six ans, sans que sa santé en ait été compromise. Des migraines violentes et assez fréquentes l'on fait souffrir depuis l'âge de vingt ans et n'ont cessé qu'après la ménopause qui s'est effectuée il y a quelques années. Depuis, il s'est manifesté une disposition à la bronchite avec tendance à l'asthme : une saison au Mont-Dore, en 1884, a mis fin à ces symptômes. Tels sont avec quelques congestions pulmonaires sans gravité les antécédents de la malade.

Maladie actuelle. — La névralgie sciatique pour laquelle Mme H... vient à Dax remonte à 7 ou 8 ans environ. Longtemps obscure et occupant la région lombo-sacrée, elle ne se manifestait que par un sentiment de fatigue et la difficulté à supporter pendant une longue durée la station debout. La douleur a eu ensuite pour siège le pourtour du bassin et diverses régions des membres inférieurs. Mais depuis l'hiver dernier, elle s'est localisée sur les principales branches du nerf sciatique gauche avec quelques irradiations dans le nerf crural.

Actuellement les souffrances sont modérées avec points douloureux à la face dorsale du pied, au creux poplité et au niveau de l'articulation péronéo-tibiale. Les douleurs sont plus vives la nuit que le jour, s'exaspèrent par la moindre marche, surtout lorsque la malade veut monter et descendre les escaliers : ce qui rend tout exercice pénible et obligerait presque à un repos absolu. Il n'existe pas d'atrophie musculaire.

Quant à la thérapeutique suivie jusqu'à l'heure, voici la série de la médication mise en usage. Le sulfate de quinine a longtemps suffi pour procurer de longs intervalles de calme. Au printemps dernier, 80 pointes de feu au thermocautère appliquées le long du nerf malade, procurèrent 5 à 6 semaines de soulagement. Plus tard, quelques bains de vapeurs aromatiques eurent le même résultat. Enfin dans le mois d'août des bains sulfureux ne produisirent pas d'amélioration. Depuis, le valérianate de quinine n'a procuré que quelques jours de calme, mais les douleurs, sans avoir augmenté de violence, persistent avec une déplorable ténacité.

L'état général ne laisse rien à désirer. L'auscultation dévoile quelques râles muqueux dans les poumons. Les bruits du cœur sont normaux. Pouls régulier, petit 70. Les digestions se font régulièrement.

Traitement. — *Matin :* Les trois premiers jours, bain minéral à 35° C de trente minutes. A partir du quatrième jour, bain de boues à 42° C d'une durée de dix minutes pendant cinq jours, de quinze minutes ensuite. Consécutivement au bain de boues, douche générale en jet brisé à 34° C et localisée à 36° pendant une minute le long du sciatique.

Soir : Les huit premiers jours, douche minérale en jet brisé à 34° et 32° d'une minute, précédée à partir de la neuvième séance d'une douche de vapeurs térébenthinées de trois minutes, appliquée *loco dolenti.*

Sous l'influence de ce traitement, Mme H... qui, à son arrivée aux Thermes, pouvait faire avec grand'peine et au prix des plus vives douleurs quelques centaines de mètres, a fait, l'avant-veille de son départ qui a eu lieu le 11 décembre, une course de plus d'une lieue sans douleurs et sans grande fatigue. Depuis, nous avons eu des nouvelles de cette intéressante malade, qui se considère comme complètement guérie de sa névralgie sciatique.

Second groupe.

NÉVRALGIES SCIATIQUES D'ORIGINE TRAUMATIQUE

Obs. XIII. — Névralgie sciatique double d'origine traumatique remontant à plusieurs années. 25 jours de traitement. Forte amélioration.

M. L..., d'Angers, 69 ans, tempérament sanguin, constitution robuste, arrivé le 9 juin 1875.

M. L... a toujours joui d'une santé excellente. Le début de l'affection pour laquelle il vient à Dax remonte à dix ans. Voulant un jour montrer à un de ses ouvriers la manière de se servir du *pic* pour tailler dans un rocher, le malade qui était très vigoureux fit un mouvement violent qui fut suivi d'un craquement sec dans la région lombaire. Aussitôt il ressentit à ce niveau une douleur assez vive qui resta localisée pendant cinq à six jours, mais qui ne tarda pas à gagner bientôt après les deux nerfs sciatiques. A la fin août de l'année 1865, le malade va faire une saison à Aix qui ne détermina qu'une amélioration très légère. L'année suivante, Luchon ne donna comme résultat que de l'excitation dans les phénomènes douloureux. Depuis lors, M. L... a suivi à des époques différentes un traitement hydrothérapique à Angers qui lui a toujours assez mal réussi. Les sudations sèches à la lampe à alcool suivies de douches froides à peine supportées pendant quelques secondes ont augmenté les accidents dans ces derniers mois. Les injections hypodermiques de morphine n'ont pas amené de soulagement ; les courants continus, les courants induits appliqués pendant un mois ont déterminé de la surexcitation.

Actuellement la douleur existe dans la région lombo-sacrée et irradie dans les deux nerfs sciatiques et principalement le sciatique droit. Nulle à l'état de repos ou pendant le séjour au lit, la douleur se réveille sous l'influence de la marche qui est difficile et qui amène une prompte fatigue. Il n'y a pas de points apophysaires ni épiphysaires bien marqués, mais une pression assez forte au niveau des deux grandes échancrures sciatiques augmente cependant la douleur. On ne constate ni atrophie musculaire, ni troubles de la sensibilité.

L'état général est d'ailleurs excellent : les diverses fonctions sont régulières et normales. Rien au cœur ; pouls régulier, moyen 80.

TRAITEMENT.— *Matin :* Bain de caisse térébenthiné de 38° à 40° C de dix à quinze minutes de durée suivi de douche générale en jet brisé à 32° C d'une minute de durée.

Après le huitième jour, on fait alterner le bain de caisse avec le bain de boues à 40° C de dix minutes de durée suivi de bain minéral à 36° C de quinze minutes.

Soir : Douche en jet brisé de 34° à 32° C d'une minute, précédée à partir du dixième jour de douche de vapeurs térébenthinées localisées pendant cinq minutes sur les deux nerfs sciatiques. Les cinq derniers jours douche écossaise d'une minute de durée.

M. L..., qui a admirablement bien supporté le traitement sans éprouver la moindre excitation, part après 25 jours dans un état satisfaisant. La marche est beaucoup moins difficile et peut être soutenue pendant plusieurs heures sans grande fatigue. Les douleurs qui ne sont plus réveillées qu'à de rares intervalles ont aussi beaucoup diminué d'intensité.

OBS. XIV. — Névralgie sciatique gauche, d'origine traumatique remontant à un an et demi. Un mois de traitement. Très forte amélioration.

M. S..., de Londres, 66 ans, tempérament sanguin, constitution robuste, arrivé le 5 mars 1876.

Depuis une dizaine d'années M. S... dont le père était goutteux, a des nodosités d'Héberden aux articulations phalangino-phalangettiennes de l'index, du médius et de l'auriculaire droits, de l'index, du médius gauches. La sciatique pour laquelle il vient à Dax remonte à un an et demi. A la suite d'un effort très vigoureux qu'il dut faire pour se maintenir en selle, en franchissant vivement un obstacle, M. S... ressentit tout à coup à la région lombaire une douleur très vive qui irradia presque aussitôt sur tout le trajet du nerf sciatique gauche. Plus tard les points douloureux classiques s'affirmaient très nettement. Les crises étaient assez rares à l'état spontané, mais se développaient par le mouvement, la marche. La médication révulsive suivie jusqu'à l'heure n'a pas donné de résultats.

Etat actuel : Le tronc est légèrement infléchi du côté gauche : Le malade ne se redresse qu'avec peine et toujours avec douleur. La flexion du tronc en avant est très difficile. La marche qui se fait à l'aide d'une canne est pénible et réveille vite la douleur. La pression exercée au niveau de la région sacrée du côté gauche, au creux poplité du même côté, exagère les phénomènes douloureux. Le volume du membre est légèrement diminué, la sensibilité est normale.

L'état général ne laisse rien à désirer.

Traitement. — *Matin :* Pendant les huit premiers jours, bain minéral de 36° à 38° C de trente minutes. Les jours suivants bain de boues à 40° C de quinze minutes, suivi de douche en jet brisé à 30° C d'une minute.

Soir : Douche de vapeurs térébenthinées localisée pendant 5 minutes sur le trajet du nerf malade et suivie de douche en jet *ut suprà.* A partir du quinzième jour, douche écossaise d'une minute.

Ce traitement suivi pendant un mois a donné de très bons résultats. A son départ, le malade marche avec beaucoup moins de difficulté. La déviation du tronc n'est pas non plus aussi manifeste, mais elle persiste cependant encore.

Obs. XV. — Névralgie sciatique droite d'origine traumatique. 20 jours de traitement. Guérison.

M. L..., de Portets (Gironde), 36 ans, constitution forte, arrivé le 12 juillet 1876.

M. L... a eu antérieurement à l'affection qui l'amène à Dax deux crises de névralgie sciatique droite. La première a duré du mois de mars au mois de mai 1874. La deuxième, survenue à la suite d'un refroidissement au mois d'octobre dernier, a persisté pendant 25 jours et a fini par disparaître grâce à la médication révulsive. Au mois de janvier dernier, le malade reçut sur la région fessière droite un coup de brancard de charrette qui l'étendit à terre. Deux jours après l'accident, il eut une nouvelle crise de névralgie sciatique droite. Les douleurs d'abord subaiguës devinrent bientôt intolérables et le malade fut obligé de garder le lit pendant 20 jours. Les injections de morphine calmèrent les phénomènes douloureux, mais lorsque le malade se leva, il ne put monter qu'à l'aide de deux cannes et encore au prix de la plus grande fatigue. Depuis lors l'état est resté à peu près stationnaire malgré le traitement rationnel le plus énergique.

Etat actuel : Douleur contuse, non exacerbante le long du sciatique droit, sans point apophysaire marqué. Douleur vague dans l'articulation coxo-fémorale droite : Pas de craquements articulaires. Les mouvements de cette articulation sont normaux. Pas de troubles de la sensibilité, sauf au mollet droit où le malade éprouve une sensation de froid assez accusée. Les muscles du membre inférieur droit,sans être atrophiés, sont cependant plus faibles que les muscles du membre inférieur gauche. Le malade marche avec difficulté en s'appuyant sur deux cannes.

L'état général est excellent : Rien aux poumons. Rien au cœur. Pouls régulier, petit 80.

Traitement.—*Matin:* Bain minéral à 35° C additionné de 50 litres d'eaux-mères, de trente minutes de durée.

Soir: Douche en jet brisé à 37° C d'une minute, précédée au bout du dixième jour d'une douche de vapeurs térébenthinées appliquée pendant trois minutes sur l'articulation coxo-fémorale droite et sur le trajet du nerf sciatique.

Le malade, qui était arrivé marchant péniblement avec deux cannes, marche droit à son départ le 30 juillet. La force musculaire du membre inférieur droit a beaucoup augmenté ; les troubles de la sensibilité ont disparu ; en un mot la guérison peut être considérée comme complète.

Notre travail terminé et avant de poser nos conclusions, nous tenons à aller au devant d'un reproche bien naturel, celui de n'avoir fait connaître que l'histoire de malades ayant retiré une amélioration plus ou moins grande de nos eaux et de nos boues. Cela ne veut pas dire en effet qu'il n'existe parfois des échecs dans cette partie de la clinique de Dax ; et à défaut de leur publication, passée sous silence pour ne pas trop étendre cette étude thérapeutique, nous tenons à en signaler tout au moins l'existence. Ce sont du reste des exceptions assez rares, et justifiant pour ainsi dire la règle fondamentale que nous avons voulu démontrer dans ce travail, à savoir : que les *névralgies arthritiques et chroniques doivent être dirigées de préférence sur notre station ou toutes autres similaires possédant les mêmes ressources balnéaires.*

CONCLUSIONS

De l'étude qui précède et des observations qui la suivent, nous nous croyons autorisé à tirer les conclusions ci-dessous :

1° De tous les traitements que l'on peut employer contre la névralgie sciatique, un des meilleurs, celui dont les succès sont assurément le mieux démontrés, est le traitement hydrothérapique.

2° Les formules exclusives ne sauraient pas plus être admises en hydrothérapie qu'en thérapeutique dans le traitement de la névralgie sciatique.

3° Dans les névralgies sciatiques, chroniques, rebelles, celles surtout entretenues ou produites par un état diathésique (*Rhumatisme* et *Goutte* principalement), et contre lesquelles l'action énergique de l'hydrothérapie a été parfois impuissante, les eaux minérales sulfatées calciques et les boues végéto-minérales hyperthermales de Dax sont particulièrement indiquées.

4° Il faut toutefois faire exception pour les névralgies sciatiques dues à une compression exercée sur le cordon nerveux par une tumeur quelconque des parties molles ou osseuses, et celles s'accompagnant d'une *très forte* atrophie musculaire : les résultats étant alors le plus souvent insignifiants.

5° Enfin, rappelons en terminant que située entre

trois stations hivernales déjà célèbres (Arcachon, Pau, Biarritz), Dax se fait encore remarquer par la douceur et l'égalité de son climat. Les malades atteints de névralgies sciatiques, comme tous les rhumatisants en général, peuvent y être utilement adressés en toute saison.

Paris. — Imp. F. Levé, rue Cassette, 17.

www.ingramcontent.com/pod-product-compliance
Ingram Content Group UK Ltd.
Pitfield, Milton Keynes, MK11 3LW, UK
UKHW020356220726
13923UKWH00004B/1638